RICHARD LENNOX

Los secretos del
FISICOCULTURISMO

AUMENTA MASA MUSCULAR CON EL MÉTODO

RAPID
PUMP
UP

ÍNDICE DE CONTENIDOS

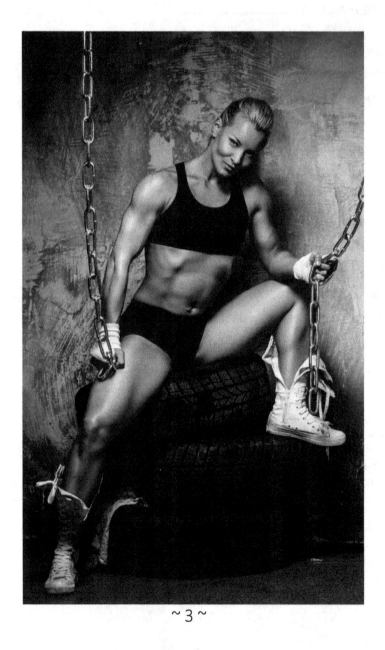

INTRODUCCIÓN

Los Secretos del Bodybuilding o Fisicoculturismo es un libro de lenguaje sencillo, nada complicado, con términos de fácil comprensión y cuyos términos científicos son aclarados en un Glosario explicativo al final de este texto, para una mejor comprensión del lector de tema. Por lo que a lo largo del mismo observarás algunas palabras subrayadas. Son estas palabras destacadas las que podrás encontrar en dicho Glosario.

Hoy en día con la explotación masiva de las redes sociales, el internet, la fotografía, los medios masivos de comunicación, la proliferación de los llamados ¨influencer¨ y la publicidad a diario de la idea e importancia de verse bien, lucir ¨Fitness¨, fuerte, saludable, definidos, atractivos no solo para otros, sino para el individuo en sí, etc, etc.

Más que nunca se observa que está proliferando el deseo de muchos candidatos de ingresar en el mundo del Fisicoculturismo o en Bodybuilding (en su término en inglés).

Tal como algunos lo denominan una y otra vez, el Fisioculturismo más que una forma de ejercitarse o práctica es de por si un estilo de vida.

No existen métodos mágicos, rápidos e instantáneos para la obtención de resultados, pero si existen formas de hacer las cosas de la manera más inteligente posible, teniéndose presente las condiciones propias de cada individuo o practicante, con la fijación de metas 100% realistas que se pueden alcanzar.

La frase ¨nada es imposible¨ es sin duda alguna muy motivadora; porque para alcanzar el éxito, en primer lugar, debe existir un anhelo, mucho trabajo, sacrificios, disciplina, entre otros valores, pero no se puede olvidar nunca las factibilidades, y la clara proyección de objetivos posibles.

A lo largo de la práctica de todo Fisicoculturista se encontrará con la experiencia viva de diversas técnicas, métodos, el llamado Bombeo muscular, Depletaciòn, las etapas de entrenamiento para principiantes, definición y mantenimiento, las dietas propias para cumplir dichas etapas y sin duda en todo su camino estarán presentes mucho ejercicio, mucho peso, mucha fuerza, una buena nutrición la cual es clave, y todo en conjunto suma para exitosos resultados.

El fascinante mundo del Fisioculturismo puede cambiarte de estilo de vida, pero nunca se debe olvidar que, aun cuando es muy satisfactorio gozar de buena apariencia física, grandes músculos, fuerza, alcanzar fama, seguidores, etc, etc, lo verdaderamente importante es gozar de verdadera buena salud y sanos hábitos alimenticios, por encima de lo anteriormente señalado.

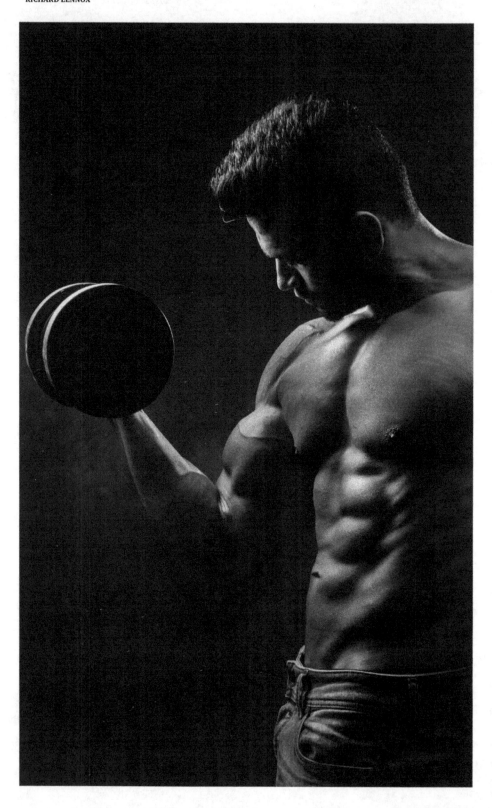

RESEÑA DEL BODYBUILDING

El fisicoculturismo tuvo un gran impacto y popularidad en la década de los años 1950 y 1960; ya que es cuando comienzan aparecer aparatos y equipos más sofisticados.

Hoy en día El Bodybuilding más que una disciplina es de por sí un estilo de vida.

Antes de adentrarnos en sus interesantes aspectos y varios de sus secretos; no es menos importante señalar con especial detalle sus conceptos básicos.

Cuando se hace referencia al termino en inglés ¨Bodybuilding¨ se está hablando del deporte conocido como Fisicoculturismo y/o Fisioculturismo. Y tal como mencioné anteriormente se le considera un estilo de vida, una especie de arte corporal; por sus infinitos beneficios estéticos, socioculturales y hasta competitivos.

Así que a lo largo de este texto se paseará entre el término Fisicoculturismo o Bodybuilding y se estará hablando exactamente de lo mismo.

El Bodybuilding consiste básicamente en el aumento del volumen de la musculatura corporal al extremo de sus capacidades paradigmáticas establecidas, manteniendo un grado notable de definición, proporción, simetría y vascularidad.

Implica ejercicio físico intenso, generalmente anaeróbico, basado la mayoría de veces en el levantamiento de pesas, y que se suele realizar en gimnasios. El fin generalmente es obtener un cuerpo lo más definido posible, voluminoso, simétrico y proporcionado muscularmente.

El fisicoculturismo es un proceso de desarrollo de fibras musculares mediante la combinación de levantamiento de peso, aumento de la ingesta calórica y descanso.

También se le llama Culturismo o Musculación; pero en lo absoluto debe confundirse con la <u>halterofilia</u> y mucho menos con el deporte de atletismo.

Un fisicoculturista competitivo ejecuta diversas poses frente a un jurado; quienes le asignan calificaciones, con el fin de otorgar premios a los más destacados en sus categorías, cual concurso de un Míster Universo o Míster Músculo.

Puede ser saludable, considerando que promueve un hábito de vida basado en el ejercicio físico, disciplina y una alimentación sana. Pero llevado al límite extremo podría conllevar a trastornos <u>psicopatológicos</u> importantes. Tales como la <u>musculodismorfia</u> o <u>vigorexia</u>, trastornos alimenticios, desde conductas violentas, narcisismo excesivo; inclusive el consumo abusivo de drogas (<u>anabolizantes androgénicos esteroideos</u>) y en algunos casos hasta la muerte.

Cualquier persona puede dedicarse al fisicoculturismo, pero ello requiere de gran disciplina y un duro entrenamiento físico que debe ser guiado por un experto.

Cada persona puede hacer o ser lo que quiera cuando pone a prueba sus habilidades y capacidades físicas. Por lo tanto, una planificación específica de un programa de entrenamiento personalizado puede llevar, a largo plazo, a una persona a competir en el fisicoculturismo. Pero siendo realistas, no sin obviar todos los factores que se necesitan para ello, como una alimentación idónea, un entrenamiento específico, mucho esfuerzo, determinación, convicción, descanso, y pasión, entre otros.

El entrenamiento de un fisicoculturista es de por sí considerado; uno de los más exigentes y fuertes que existen. Tiene por objetivo cargar lo más posible cada músculo del cuerpo.

Para tener un cuerpo de ¨bodybuilder¨ se ocupa todo tipo de entrenamiento que ayude a generar lo que se llama Hipertrofia muscular, lo que consiste en ejercicios de resistencia variada, pesos libres, poleas, etc. La idea es <u>bombear</u> la mayor cantidad posible al músculo para que éste se rompa, se <u>micro cristalice</u> y así pueda regenerarse mediante el descanso y la nutrición", aseguran los especialistas.

En general las 5 claves del crecimiento muscular son: El consumo de proteína es fundamental, definir un buen entrenamiento de pesas, el descanso es prioritario, adaptar el ejercicio cardiovascular y el consumo de suplementos adecuados (de proteínas y creatina) en su justa medida.

A medida que avances en la lectura, notarás que se subrayan varios términos relacionados, los cuales serán explicados más adelante claramente y con mayor detalle, para una mejor y amplia comprensión del tema.

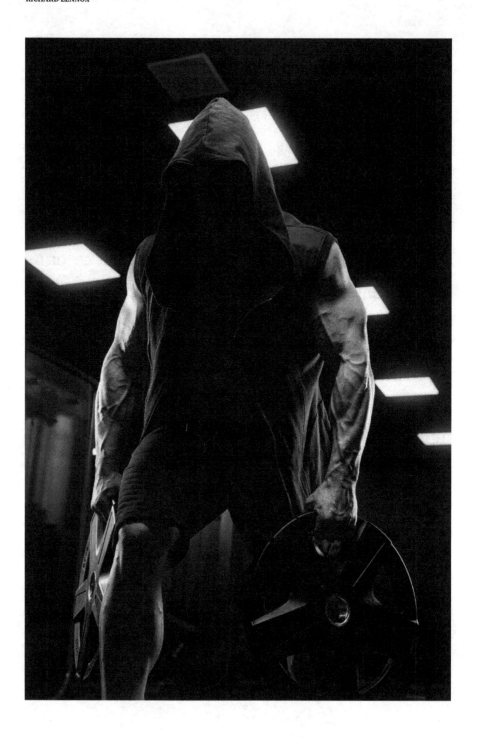

LA CLAVE ES LA NUTRICIÒN SANA

La nutrición es un punto clave durante el entrenamiento de un bodybuilder, ya que exige grandes cantidades de energía. Por lo tanto, no basta sólo con un programa de entrenamiento específico para ser un completo fisicoculturista.

En esta actividad absolutamente nada se deja al azar. Entonces, se requiere un programa específico de alimentación que incluya los <u>macro</u> y <u>micro nutrientes</u> clave que ayudarán a cumplir los objetivos, clasificando y pesando minuciosamente las comidas diarias. Esta rutina variará dependiendo del período y de la planificación que la persona se fije como meta.

Aumentar la ingesta proteica, regular el consumo de carbohidratos, grasas, vitaminas y minerales, mantener al cuerpo bien hidratado, etc.",

Excluir la ingesta absoluta de alcohol, dulces, frituras, etc.

En síntesis, la alimentación es clave para la obtención de unos resultados exitosos. Consumir más carbohidratos, proteínas, frutas, verduras, alimentarse sanamente, con una dieta donde reinan más los carbohidratos.

El beneficio de este tipo de dieta es que da volumen muscular, más densidad, y para que al cuerpo se le vean cambios en las protuberancias, lo que dicen mayor marcaje de los músculos.

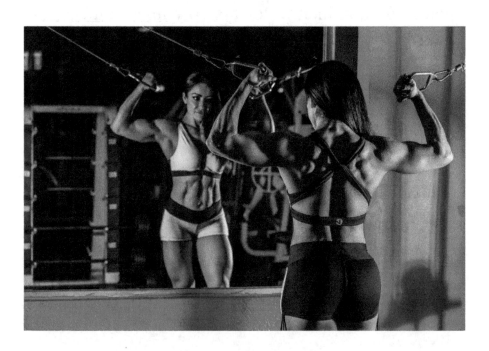

TIPO DE DIETAS

Dietas de definición:

Son aquellas cuya función es disminuir el porcentaje de grasa corporal y lograr que los músculos se marquen debajo de la piel, pero una vez alcanzado ese punto es necesario modificar tanto la alimentación como el entrenamiento para mantener la condición alcanzada.

Es fundamental que la dieta sea equilibrada, variada, suficiente para cubrir las necesidades nutricionales y calóricas que se requieren para hacer frente a todos los retos que nos presenta el día a día.

Consumir fuentes variadas de proteínas para cubrir bien las necesidades. La dieta para la definición muscular se debe complementar con alimentos ricos en proteínas y bajos en grasas, como carne de ternera y pollo, pescado, huevos y productos lácteos. Prepara comidas equilibradas combinando verduras y proteínas.

Existen diversas ejemplos, modelos o menús de dietas para la etapa de definición, pero antes de adoptar alguna es imprescindible consultar un nutricionista y/o entrenador deportivo especialista; ya que cada sujeto es un caso en particular bien sea por sus condiciones físicas y metas a alcanzar. Por lo que en este sentido y siendo responsable no se presentará un modelo en específico.

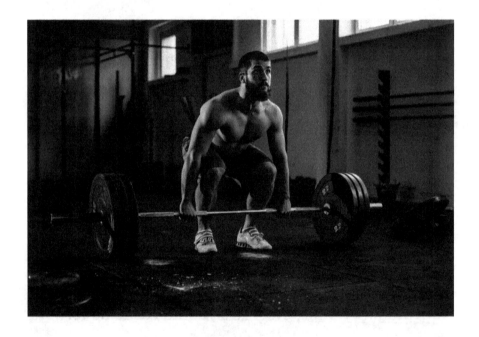

Dietas de mantenimiento:

En general no se basan en un menú en concreto, sino en cambiar los hábitos alimenticios, es decir, no se trata de seguir un régimen en particular sino de comer de forma inteligente.

Considerando la importancia de los alimentos según la pirámide de alimentación se deben incluir todos los grupos para estructurar bien las comidas.

De esta forma el aporte de carbohidratos, proteínas, grasas, vitaminas, minerales y demás nutrientes será suficiente para lo que el cuerpo requiera.

No se puede olvidar consultar con un nutricionista o médico deportivo sobre los planes de alimentación y entrenamiento, e practicante o aspirante a fisicoculturista versus el especialista; juntos podrán establecer que es lo más adecuado y efectivo sin comprometer la salud.

¨A continuación, dos ejemplos y/o sugerencias de dietas de mantenimiento para fisicoculturistas:

Dieta 1 de mantenimiento:

Primera comida

– 300 gr de arroz, patatas, papas o boniatos (batatas o camotes)

– 10 claras de huevo duras

Segunda comida

– 6 galletas de arroz o tostadas

– 200 gr pollo a la plancha

Tercera comida

– 250 gr pollo o carne

– 250 gr de arroz integral o patatas

– Una pieza de fruta

Entrenamiento

Cuarta comida

– 200 gr pollo o 300 gr pescado

– 6 galletas de arroz o tostadas

Quinta comida

– 50 g de avena

– 8 claras de huevo

– 1 puñado de orejones o higos

Sexta comida

– 200 gr de arroz

– 250 gr de carne o pollo

Séptima comida

– 300 gr pescado o 200 gr pollo

– 200 gr vegetales: brócoli, espinacas, habas, zanahorias y acelgas. ¨

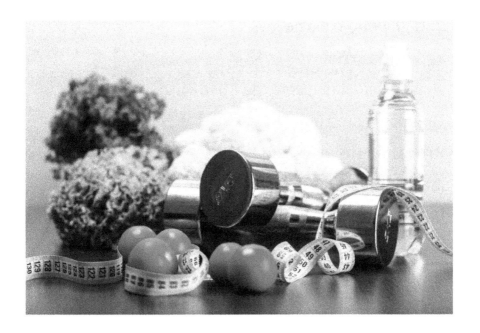

Dieta 2 de mantenimiento:

Primera comida

– 150 gr avena en copos

– 10 claras de huevo

– Una pieza de fruta

– Café o infusión preferida

Segunda comida

– 6 galletas de arroz

– Batido de proteína de suero de leche

Tercera comida

– 200 gr pollo o carne

– 250 gr de arroz

– 2 cucharadas de aceite de oliva virgen

– Una pieza de fruta

Entrenamiento

Cuarta comida

– Batido de proteína de suero de leche

– 6 galletas de arroz

Quinta comida

– 50 gr de avena

– 8 claras de huevo

Sexta comida

– 200 gr de arroz

– 250 gr de carne o pollo

Séptima comida

– 300 gr pescado o pollo

– 300 gr vegetales: brócoli, espinacas, habas, zanahorias y acelgas

– 2 cucharadas de aceite de oliva virgen

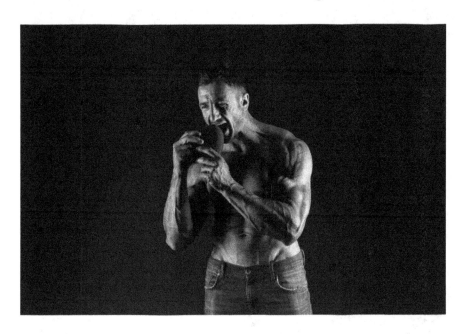

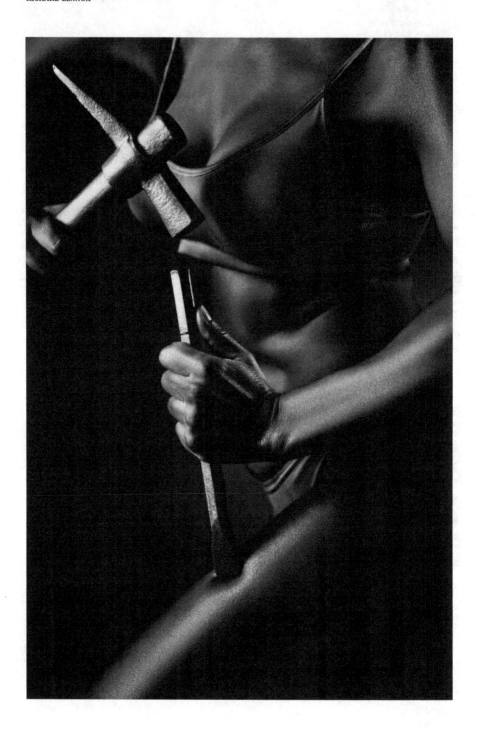

RAPID PUMP UP

Lo primero que hay que saber sobre qué es el bombeo muscular (PUMP UP en inglés) es que, a nivel estético, *es un aumento en el tamaño de los músculos*. Sin embargo, los cambios no se limitan a músculos más grandes y venas marcadas; sino que este efecto también hace que las personas se sientan más vigorosas y fuertes cuando ocurren estos cambios en su cuerpo.

Desde un enfoque científico, el bombeo muscular surge debido a que *la sangre bombeada a través de los músculos se incrementa*. Lo que significa que *los niveles de nutrientes y oxígeno aumentan*, lo que genera las sensaciones antes mencionadas.

No se trata de una reacción del organismo sin un propósito. *El objetivo del bombeo muscular es aumentar la resistencia y fuerza muscular* en los momentos en que detecta esto como una necesidad imperante.

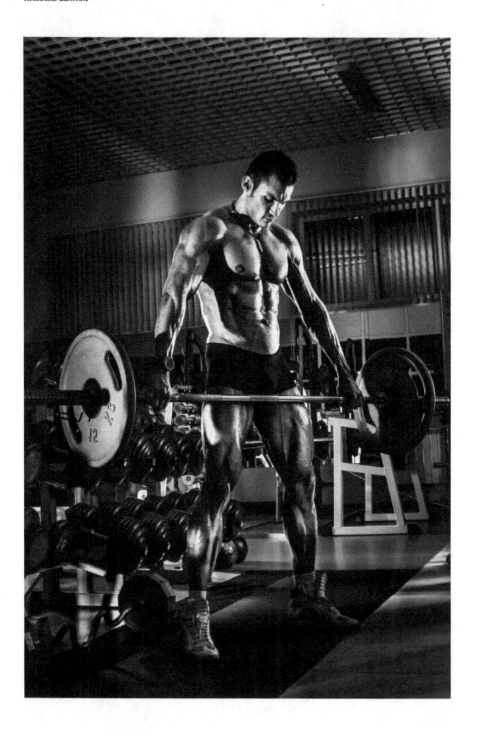

BENEFICIOS EN LA MASA MUSCULAR

El bombeo muscular no se limita a hacer que la persona se sienta más fuerte y a mejorar su apariencia. Estudios han sugerido que este efecto también podría tener beneficios importantes para el crecimiento de la masa muscular.

Específicamente, se ha señalado que el bombeo muscular es capaz de estimular las adaptaciones a largo plazo en los músculos donde ocurre. Es decir, les da un impulso extra a los músculos para la creación de masa muscular en el futuro.

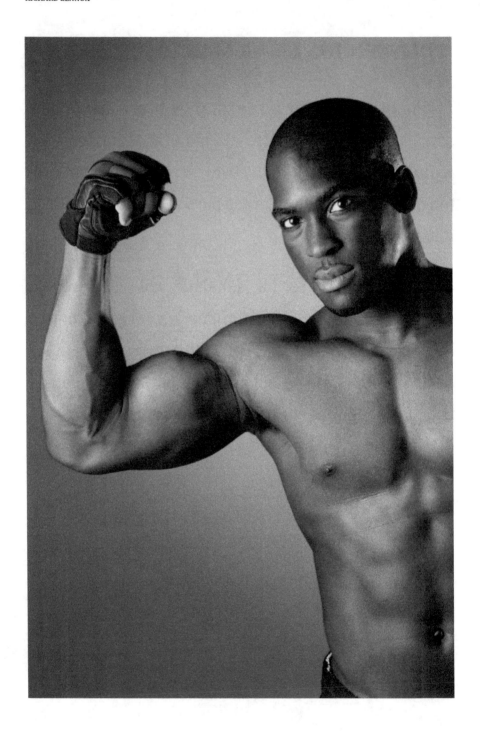

MÈTODOS DE ENTRENAMIENTO CON BOMBEO MUSCULAR

Conociendo lo que es el Bombeo muscular y los beneficios que aporta al entrenar algún grupo muscular en específico, probablemente también interese conocer cómo sacar provecho a este fenómeno para mejorar la eficacia de los entrenamientos de hipertrofia.

A este respecto hay que decir que los métodos de entrenamiento orientados a beneficiarse del bombeo muscular se centran en *maximizar la oclusión vascular*. Cuando esto ocurre, el bombeo se hace más intenso, lo que a largo plazo produce una mejora en la ganancia de masa muscular.

Para lograr una maximización de la oclusión vascular, se recomiendan ejercicios de levantamiento continúo con poco tiempo de descanso, los cuales deben tener un mínimo de cinco series.

Se ha demostrado que las extensiones de rodilla a baja intensidad, sin período de descanso, producen una mayor oclusión vascular, en comparación a si se realizan extensiones de rodilla de alta intensidad con descanso de un segundo.

Por lo tanto, los niveles de intensidad deben ser lo bastante bajos como para que permitan realizar correctamente el mínimo de cinco series, sin períodos de descanso demasiado prolongados.

Aspecto psicológico

Para lograr el bombeo muscular, es muy importante tener en cuenta el aspecto psicológico. Incluso cuando se tengan en consideración todas las recomendaciones científicas para obtener el máximo beneficio de este proceso natural del cuerpo, es posible que no sea suficiente.

En la mayoría de los casos esto se debe a fallos en la concentración. Este inconveniente es más común cuando la persona está tan acostumbrada a su rutina que acaba haciendo los entrenamientos por inercia, sin darle atención suficiente al movimiento muscular.

Cuando esto ocurre, las personas tienden a aplicar un nivel de esfuerzo insuficiente en el ejercicio, con lo cual omiten un componente esencial para la formación del bombeo muscular.

Por ello, es importante concentrar los pensamientos en el "aquí y ahora" durante cada entrenamiento: sólo así es posible lograr un bombeo completo y eficaz.

Para conseguir esto se recomienda analizar cuáles son las circunstancias que te afectan cada vez que entrenas. Es posible que existan ciertas horas del día en las cuales te sientes más enérgico, por lo que la clave para maximizar el esfuerzo puede encontrarse en entrenar a la hora adecuada.

En otras ocasiones, los problemas de concentración pueden deberse al ambiente. Es importante asistir a un gimnasio en el cual puedas sentirte cómodo.

Sin duda, uno de los resultados más gratificantes del entrenamiento intenso con peso es el excedente de sangre que rápidamente llena los músculos. Este fenómeno, conocido como hinchazón muscular o "bombeo" crea un sentimiento de euforia, principalmente porque brinda un aumento considerable, sin bien temporario, del músculo que se está entrenando – lo cual da una sensación de logro que aumenta también el ego.

Sin embargo, observando de manera más profunda este fenómeno, se muestra que el bombeo es más que un aumento temporario de tamaño muscular y del ego. Según varios estudios, la realidad es que; el bombeo estimula las adaptaciones dentro de los músculos, lo cual promueve beneficios considerables de tamaño y fuerza. En consecuencia, al entender mejor lo que produce el bombeo, vamos a poder usarlo para diseñar un protocolo de entrenamiento más efectivo que cause un bombeo muscular y por ende, más beneficios de masa muscular y fuerza.

MECANISMOS BIOLÒGICOS QUE PRODUCEN CRECIMIENTO

Investigaciones demuestran que la hinchazón de células musculares, el bombeo de sangre, estimula la síntesis proteica muscular y disminuye la descomposición proteica de los músculos, lo que produce crecimiento de musculatura.

Si bien los mecanismos subyacentes no están claros, lo que se sugiere es que las células musculares perciben este abultamiento como una amenaza a su integridad estructural. Esto hace que la célula aumente la síntesis de ciertas proteínas estructurales, lo cual en última instancia aumenta la estabilidad estructural además del tamaño muscular.

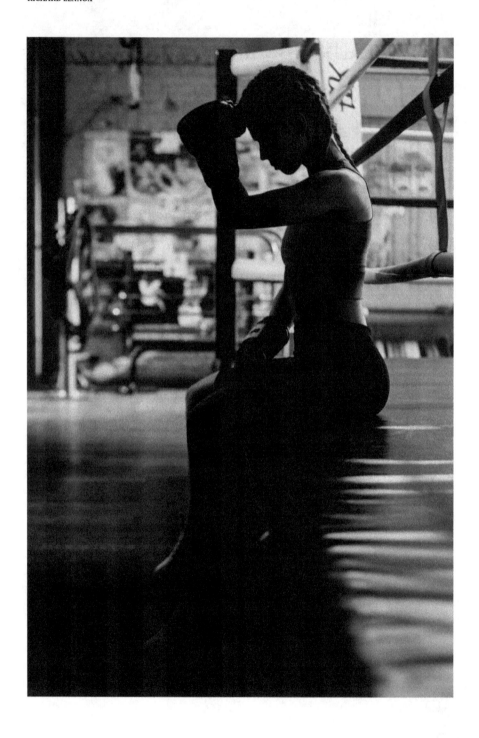

QUE ORIGINA EL BOMBEO

El bombeo muscular ocurre cuando las venas que llevan sangre de los músculos en funcionamiento se obstruyen debido a la contracción del tejido muscular, mientras que las arterias que llevan sangre a los músculos no presentan obstrucciones. Esto hace que ingrese un mayor flujo de sangre al área que se acumula en las venas obstruidas. Esta acumulación tóxica de sangre entra a los capilares conectados a estas venas, en donde se filtra y atraviesa la pared delgada de los capilares e ingresa a las células musculares, lo que produce la hinchazón o el "bombeo".

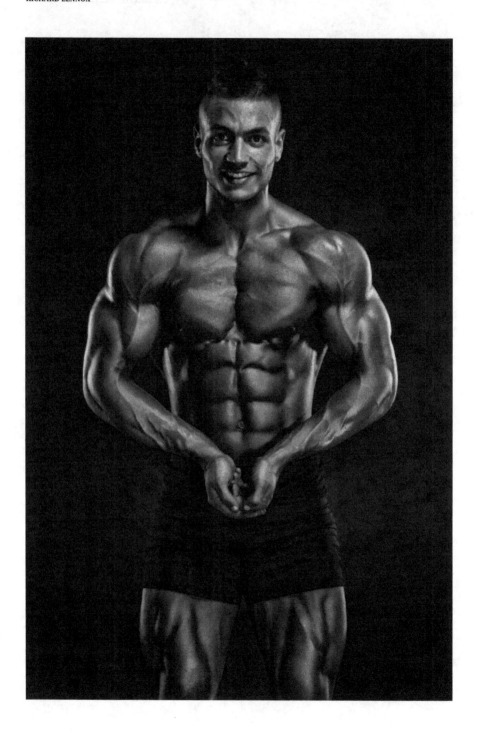

CONTRACCIÒN MUSCULAR CONTINUA

El bombeo óptimo se logra mediante una contracción muscular que tiene la intensidad necesaria para obstruir el flujo de sangre tóxica durante un periodo de tiempo considerable.

Este tiempo más prolongado de contracción muscular facilita la acumulación de más sangre en el interior del músculo lo cual mejora el bombeo.

Los métodos de entrenamiento que aumentan la tensión muscular de las venas y maximizan la obstrucción, promueven un mejor bombeo.

De hecho, aumentar la cantidad de tiempo en el cual el músculo está bajo tensión mediante la realización del ejercicio de una manera más continua e ininterrumpida, minimiza la relajación muscular y produce un aumento eficaz de tensión muscular para lograr una mayor inhibición de flujo sanguíneo tóxico. La capacidad de este estilo de levantamiento produce un bloqueo tóxico demostrado en un estudio, en donde se comprobó que las extensiones de rodilla a baja intensidad sin fase de descanso produjeron una obstrucción tóxica; lo cual disminuyó los niveles de oxígeno musculares de una manera más efectiva que el segundo grupo que realizó extensiones de rodilla a más intensidad con un periodo de descanso de un segundo.

Por otra parte, otro estudio demostró que este enfoque que induce el bombeo también aumenta la síntesis proteica muscular. En este estudio, un grupo de hombres realizaron extensiones de piernas a un 30 por ciento de su repetición máxima, con porciones concéntricas y excéntricas de seis segundos o un segundo.

Biopsias musculares después del ejercicio demostraron que el movimiento de extensión de piernas produjo un aumento mayor de síntesis proteica muscular, lo que indica que la repetición de seis segundos más continua aumentó la obstrucción para que se produzca un bombeo mayor que estimuló la síntesis proteica muscular.

EL KAATSU TRAINING

Además de la contracción que inhibe el flujo sanguíneo tóxico, existe una manera potente de obstruir el flujo sanguíneo tóxico.

Esta técnica, que podría ser no ortodoxa, se conoce como entrenamiento Kaatsu y utiliza correas para el codo o la rodilla justo arriba del músculo a trabajar para obstruir el flujo sanguíneo tóxico desde el músculo. Por ejemplo, si se están entrenando los bíceps, la correa se coloca en la parte más superior del antebrazo o si se están entrenando los cuádriceps, se coloca en la parte más superior del muslo. Además, hay que tener cuidado de que la correa no esté muy ajustada ya que esto disminuiría el flujo sanguíneo arterial al músculo, lo que reduce el impacto del bombeo, sin mencionar el peligro que conlleva interrumpir el suministro de sangre al músculo que se está trabajando.

A pesar de que la restricción de flujo sanguíneo podría parecer insegura, este tipo de entrenamiento es muy seguro y efectivo para aumentar el bombeo cuando se hace correctamente.

Experiencias de quienes han probado el entrenamiento Kaatsu en diferentes partes del cuerpo, afirman que el bombeo es totalmente diferente a cualquier otra cosa que hayan probado. Aparte de estos datos anecdóticos, hay mucha información que muestra que el entrenamiento Kaatsu estimula el crecimiento muscular de manera considerable, en parte, por su capacidad de estimular este bombeo increíble.

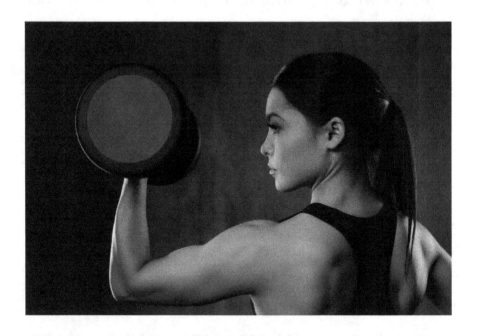

MÀS REPETICIONES CON MENOS DESCANSO

El entrenamiento con peso que se basa en gran medida en la <u>glucólisis anaeróbica</u> para la producción de energía muscular aumenta aún más la intensidad del bombeo. Esto sucede porque la glucólisis anaeróbica, tal como lo indica su nombre, consume glucosa dentro de las células musculares para obtener energía sin usar oxígeno. La glucólisis anaeróbica produce una cantidad abundante de un producto derivado del ácido láctico dentro de las células musculares, las cuales tienden a captar más fluido para que ingrese al músculo, lo cual mejora el bombeo. Los enfoques de entrenamiento que maximizan este efecto producen un bombeo importante.

En general, series con muchas repeticiones junto con periodos de descanso breves logran este objetivo bastante bien. Por ejemplo, hacer dos ejercicios seguidos o con súper series, con la misma parte del cuerpo usando de 12 a 15 repeticiones en varias series, genera mucho ácido láctico para respaldar ese bombeo intenso.

Otro método de entrenamiento conocido que produce acumulación de ácido láctico considerable es la serie descendiente, cuando se realiza un ejercicio hasta el fallo, bajar el peso y después continuarlo con menos peso, hasta el fallo también. Cuando se presiona el músculo de esta manera, se produce una demanda tremenda de energía, lo cual causa la producción de ácido láctico y crea un bombeo fantástico.

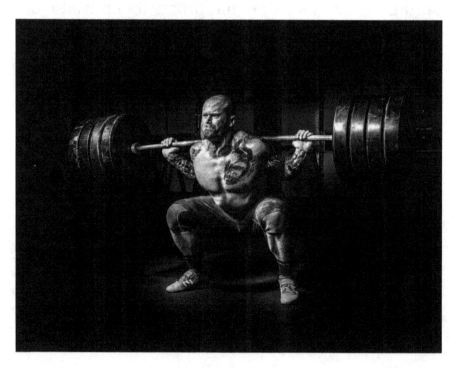

MEJOR BOMBEO CON BETAÌNA Y CREATINA

Los compuestos betaína y creatina son osmolitos presentes en las células musculares que brindan protección contra la deshidratación al aumentar la retención de agua en las células a través de la ósmosis. La capacidad de ambos compuestos de mantener la hidratación reduce el efecto negativo que produce la falta de agua en el rendimiento del ejercicio. Además, su capacidad de funcionar como osmolito respalda un mejor bombeo al llevar más líquido al músculo para mejorar el bombeo. Por supuesto, esto termina mejorando la hipertrofia muscular, ya que el mayor volumen celular activa la síntesis proteica muscular y por lo tanto, el tamaño de los músculos.

En resumen, el entrenamiento con peso que mejora el bombeo mediante la obstrucción efectiva del flujo sanguíneo en las venas a la vez que lleva líquido a las células musculares debería generar considerables beneficios musculares. Además, la combinación de estos métodos de entrenamiento junto a suplementos que mejoran el bombeo como la betaína y la creatina, deberían brindar un bombeo inigualable.

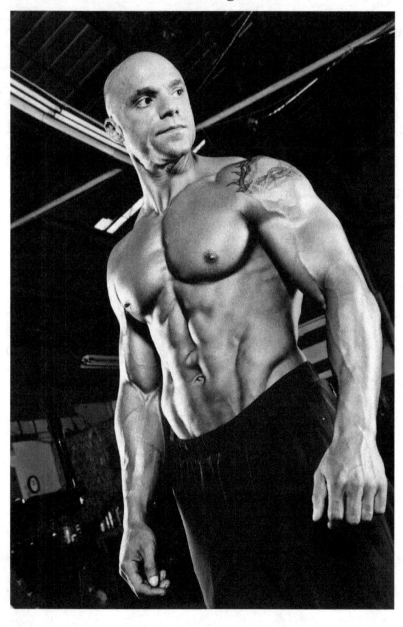

EXPERIENCIA VIVA DE UN ENTRENAMIENTO- TESTIMONIO:

¨...El bombeo muscular y el sentimiento que se siente cuando se consigue pasar a un nivel superior, la espalda está firmemente plantada en el banquillo colocando las manos con tiza alrededor de la fría barra de acero; el compañero de entrenamiento que ayuda a cargar con el peso a medida que comienza a trabajar hacia arriba y hacia abajo, apretando el pecho y tríceps en cada repetición extenuantemente; y entonces se completa 6 repeticiones, se coloca la barra en el soporte y el practicante se pone de pie... es el momento de terminar una serie.... una serie increíble... un momento único.

Se siente el pecho apretado y lleno de sangre; el practicante se echa un vistazo en el espejo, encantado con una forma completa y vascular de sus pectorales; el practicante entonces se siente fuerte, poderoso, sano y motivado para una explosión durante el resto de su rutina con su recién logrado bombeo¨.

La realidad es que, un bombeo se siente increíble, para aquellos que no están muy seguros de lo que se está hablando, un bombeo es la sensación que se consigue al quedar la sangre atrapada dentro del tejido muscular como consecuencia del entrenamiento de resistencia; Los músculos se hinchan y aumentan de tamaño, vascularidad y estrechez.

No hay nada malo en el logro de un bombeo en el gimnasio, y es simplemente un resultado natural del entrenamiento intenso con pesas, sin embargo, contrariamente a lo que la mayoría de los levantadores de pesas puede pensar, una bomba no es en modo indicativo de un entrenamiento exitoso. Cualquier persona que utiliza la "intensidad del bombeo" como un indicador de la efectividad de su entrenamiento, está cometiendo un grave error.

En innumerables ocasiones habrás oído a levantadores hablando sobre los masivos bombeos que consiguieron en el gimnasio, y compartían sus métodos de acción para lograr el mejor posible.

Mientras que un bombeo se siente muy "satisfactorio", sólo se debe recordar que significa muy poco en términos de estimulación y crecimiento muscular.

Un bombeo es simplemente el resultado del exceso de sangre en el tejido muscular.

Se debe pensar de esta manera: si se toma un par de pesas de 5 kg y se realiza 300 repeticiones de un movimiento "press de banca", le gustaría al mismo conseguir un bombeo increíble; si los bombeos musculares significasen el crecimiento muscular, entonces un programa con un peso súper ligero y muchísimas repeticiones sería la forma más eficaz para crecer; y cualquier levantador serio con dos dedos de frente sabe que este simplemente no es el caso.

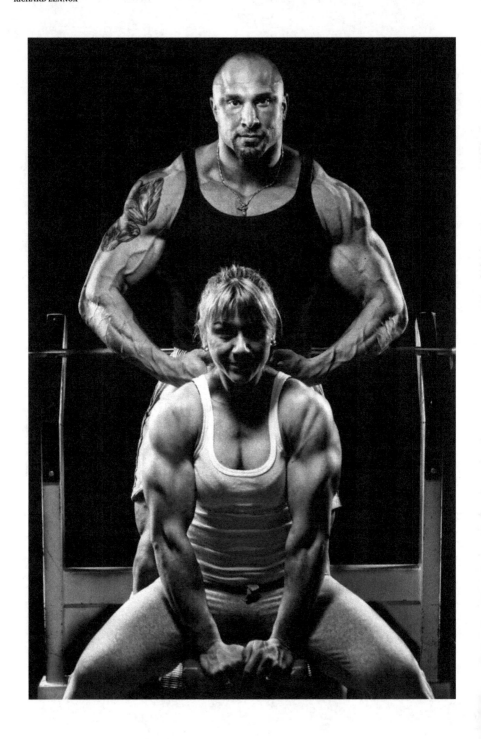

ÈXITO DE UN ENTRENAMIENTO – COMO MEDIRLO

Tomar los registros de entrenamiento (en términos de peso y repeticiones) de la semana anterior y se compara con la semana en curso.

¿Se Mejoró? ¿Se pudo aumentar la resistencia ligeramente en cada ejercicio, o realizar una o dos repeticiones extra? Si es así, se tuvo una exitosa sesión de ejercicios, independientemente de la cantidad de sangre que se fue capaz de bombear en el tejido muscular.

Obtener masa muscular y fuerza es solo a base de 100% entrenamientos de intensidad en todas las rutinas y luego tratar de mejorar cada semana.

Si se es capaz de lograr de manera consistente eso, el tamaño y fuerza muscular aumentarán más rápido de lo que se creía posible, con o sin bombeo.

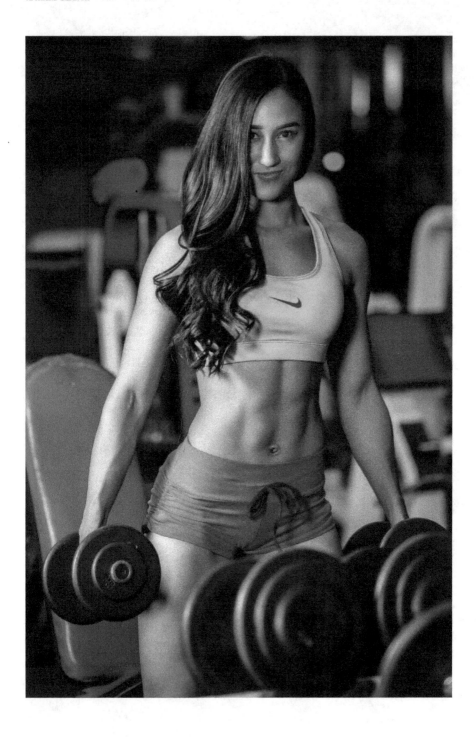

USO DE DROGAS EN EL BODYBUILDING - ¿MITO O REALIDAD?

Entre los mitos que rodean al mundo del fisicoculturismo está la utilización excesiva de esteroides, con el fin de sacar mayor musculatura o aumentar las capacidades físicas. El alto uso de sustancias androgénicas (esteroides anabólicos y esteroides corticales) está presente en todos los deportes que poseen atletas con caracteres y condiciones competitivas serias. Todo atleta que ha ganado algo importante ha ocupado distintos tipos de sustancias para ayudar a mejorar su rendimiento, bien sean esteroides o no.

De por sí, cuando las personas ven las dimensiones y musculatura de un fisicoculturista, inmediatamente infieren que para lograrlo de seguro es que se inyecta, no sin antes pensar en todas las cosas que ese deportista ha hecho o dejado de hacer para lograr esas condiciones físicas y rendimiento.

En síntesis, no se puede negar o afirmar en todos los casos la utilización de sustancias específicas. Pero tal como señalé, no necesariamente, se trata de la utilización de esteroides, existen suplementos beneficiosos y legales.

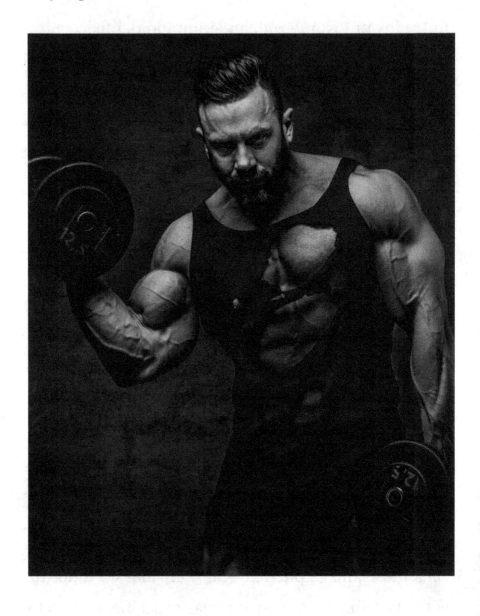

OTROS ESTUDIOS: PESAS LIVIANAS-IGUALES RESULTADOS

Científicos de la Universidad McMaster (Canadá) han desafiado el sistema tradicional de entrenamiento para tonificar el cuerpo y aumentar masa muscular. De acuerdo con un nuevo estudio, publicado en la revista Journal of Applied Physiology, *levantar pesas ligeras muchas veces es igual de eficaz que levantar pesas pesadas con menos repeticiones.*

Además, los científicos han descubierto *que la fuerza y el crecimiento muscular no están relacionados con la testosterona, la hormona del crecimiento.*

Uno de los autores del estudio, indica que la fatiga es un factor crucial en este aspecto. "Para un mero mortal que quiere ser más fuerte hemos demostrado que se puede tomar un descanso de levantar pesas pesadas sin comprometer los avances (Stuart Phillips) ", ha comentado el científico en declaraciones recogidas por el portal de la universidad.

"También es una nueva opción que podría atraer a las masas y motivar a la gente a dedicarse a algo que sería útil para su salud", ha añadido.

En el marco del estudio, los investigadores trabajaron con dos grupos de levantadores de pesas registrando los avances a lo largo de 12 semanas. Durante el experimento un grupo levantaba pesas livianas con series de entre 20 y 25 repeticiones, mientras que el otro grupo levantaba pesas pesadas con entre 8 y 12 repeticiones. Tras analizar sus músculos y muestras de sangre, los científicos descubrieron increíblemente que el aumento de la masa muscular y el tamaño de fibras musculares eran iguales en ambos grupos.

Mientras los científicos señalan que es poco probable que el sistema de entrenamiento basado en levantar pesas livianas se vuelva popular entre los atletas profesionales, señalan que es una manera eficaz para fortalecer el cuerpo, ganar masa muscular y mejorar la salud.

Si se desea acelerar el crecimiento de los músculos, se necesita combinar una alimentación saludable, el consumo de suplementos y un régimen de ejercicios diseñado especialmente para desarrollar masa muscular. La mejor forma de realizarlo con seguridad y responsabilidad es trabajar junto con un entrenador personal y un nutricionista que ayude a diseñar un programa personalizado para lograr los objetivos. Sin embargo, existen algunas medidas que se pueden tomar por cuenta propia para aumentar el volumen y la fuerza de los músculos.

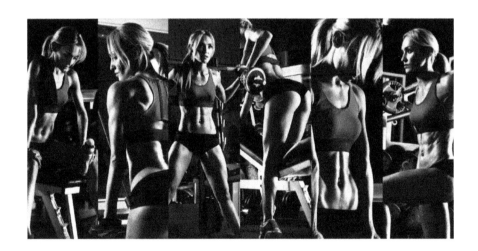

Método 1

Ajustar tus ejercicios

1. Hacer los levantamientos de pesas con más lentitud. Muchas personas consideran que para tener músculos grandes se debe levantar pesas pesadas lo más rápido posible, realizando la mayor cantidad posible de repeticiones. Sin embargo, hacer repeticiones más lentas permite concentrarse en los músculos que se están trabajando y asegurarse de mantener una forma perfecta.

Al trabajar con más lentitud, también se tiene la oportunidad de mover los músculos a través de todo su rango de movimiento, lo que da lugar a un crecimiento muscular más uniforme.

2. Variar la velocidad de las repeticiones. Tanto las repeticiones rápidas como las lentas son importantes, siempre y cuando se pueda levantar pesas con rapidez utilizando la forma apropiada. Variar la velocidad de las repeticiones añade un elemento sorpresa a la rutina de ejercicios, de modo que los músculos no se acostumbren al mismo movimiento.

Por ejemplo, empezar con una serie de ritmo moderado, pasar a una serie rápida, luego a una serie lenta y después regresar a una serie de ritmo moderado.

No levantar pesas más rápido de lo que se pueda levantar con la forma apropiada.

Durante las repeticiones rápidas, asegurarse de no hacer trampa con el movimiento, sino más bien utilizar el rango completo de movimiento.

3. Utilizar pesas de mayor peso. Si se busca acelerar el crecimiento de los músculos, se debe levantar el mayor peso que se pueda levantar por la cantidad de repeticiones previstas. Los músculos no se desarrollarán a menos que se les desafíe de forma adecuada.

Asegurarse de levantar las pesas en forma apropiada para determinado ejercicio. Si no se puede alcanzar el rango completo de movimiento en el ejercicio, elegir una pesa de menor peso.

Por lo general, utilizar pesas de mayor peso implica menos repeticiones. Sin embargo, utilizar el mayor peso que se pueda con 8 a 10 repeticiones es una forma de acelerar considerablemente el crecimiento de los músculos.

4. Dar a los músculos un tiempo de recuperación adecuado. El crecimiento muscular no se produce durante el ejercicio, sino más bien durante la recuperación de los músculos.

Se debe dejar un mínimo de 48 horas entre cada ejercicio de un grupo muscular específico para darles a los músculos el tiempo necesario para recuperarse y crecer.

Establecer un régimen que trabaje grupos musculares específicos en días específicos para permitirles días de descanso a los demás grupos musculares. Por ejemplo, se puede trabajar las piernas el lunes, los brazos y los hombros el martes, los músculos del torso el miércoles y volver a trabajar las piernas el jueves.

5. Aumentar el peso que se utiliza de forma gradual. Se debe probar el máximo peso cada dos o tres semanas o mínimo una vez al mes y aumentarlo según sea necesario, de tal manera que siempre se ejercite con el mayor peso que se pueda soportar para un ejercicio en particular.

6. Utilizar una variedad de máquinas. Así como es bueno variar la velocidad de las repeticiones, variar los tipos de máquinas impide que los músculos se acostumbren a cierto tipo de movimiento. Si se permite que esto pase, su crecimiento será más lento.

7. Mantener un registro de las sesiones de entrenamiento. Conforme pasa el tiempo, es fácil olvidar cuántas repeticiones se han realizado de un levantamiento o ejercicio determinado o cuánto peso se ha utilizado la última vez. Por eso, mantener un registro detallado de los pesos y las repeticiones para seguir por buen camino.

Si se quiere obtener aumentos significativos de masa muscular, se debe saber con exactitud qué ejercicios se ha realizado en cada sesión de entrenamiento y la cantidad de peso que se ha levantado.

También se puede obtener beneficios incluyendo otras observaciones como de qué manera te has sentido, las comidas que se han ingerido antes del ejercicio y cómo ha estado el ambiente del gimnasio, puesto que todos estos elementos pueden influir en el rendimiento.

8. Mantener los ejercicios cardiovasculares moderados. Aunque estos no dejan de ser importantes para desarrollar resistencia y mejorar la salud cardiovascular en general, el exceso de ejercicios cardiovasculares puede hacer más lento el crecimiento de los músculos.

Si se busca desarrollar músculos más grandes, se debe centrar en los ejercicios anaeróbicos como el levantamiento de pesas.

Limitar los ejercicios cardiovasculares a 75 minutos de actividad enérgica (como correr) o a 150 minutos de actividad moderada (como caminar) por semana.

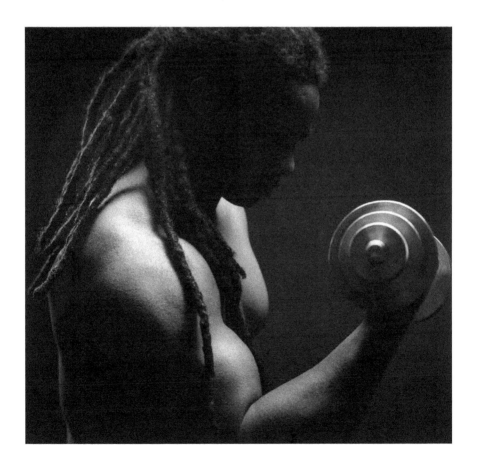

Método 2
Alimentarse de forma adecuada

Aumentar el consumo de calorías. No esperar desarrollar músculos más grandes y más fuertes si no se le brinda al cuerpo el alimento necesario para aumentar la masa muscular.

Calcular la cantidad de calorías que se necesita ingerir multiplicando tu peso corporal en libras por 15 a 17 calorías (por ejemplo, si se pesa 170 libras, multiplicarlo por 16 para obtener un consumo calórico diario de 2720). Si no se aumentas la masa muscular que se desea después de unas cuantas semanas, aumentar el consumo calórico en un 10 %.

Se puede buscar y revisar páginas web de fisicoculturismo o conversar con fisicoculturistas experimentados y conocedores de alimentación deportiva para obtener mayor información y formas de consumir las calorías necesarias para aumentar los músculos.

Asegurarse de consumir alimentos saludables y nutritivos; no solo llenarse de comida chatarra y calorías vacías.

Consumir una gran cantidad de alimentos cargados de proteína. Esta constituye el componente fundamental de los músculos, así que, si se desea acelerar su crecimiento, se debe ingerir entre 10 y 25 g de proteína en cada comida o bocadillo. El pollo magro, la carne de res magra y el pescado le brindan al cuerpo las proteínas necesarias para quemar más calorías y desarrollar músculos magros.

Aparte de contener la proteína que ayuda a desarrollar músculo, la carne de vacuno alimentado con pasto también contiene diversas vitaminas y minerales esenciales como la vitamina B12, el hierro hemínico, el zinc, la creatina y la carnosina.

Se debe tratar de consumir 1 g de proteína por cada 1/2 kg (1 libra) de peso corporal. Esto implica ajustar la ingesta de proteína a medida que varía el peso.

Incorporar a la dieta proteínas de origen vegetal. Si no se consume carne, será más difícil acelerar el crecimiento de los músculos, pero no imposible. Aunque se coma carne, es necesario complementar las fuentes de proteína de origen animal con las de origen vegetal.

La soya, los frutos secos y las legumbres son muy buenas fuentes de proteína. Por ejemplo, las almendras constituyen un buen bocadillo para antes de una sesión de ejercicio, se pueden añadir a un batido proteico.

Si es posible, optar por los alimentos orgánicos o por los que contienen pocos o ningún aditivo y preservante. Mientras menos aditivos y preservantes deba descomponer el cuerpo, más eficaces serán dichos alimentos para ayudar a desarrollar músculos.

Seleccionar los carbohidratos con cuidado. Si bien estos pueden dar energías durante los ejercicios, los carbohidratos inadecuados podrían dar lugar a un descenso repentino del azúcar en sangre que destruye todo el trabajo realizado para acelerar el crecimiento de los músculos.

Buscar carbohidratos con bajo índice glucémico como las manzanas, las peras, los granos enteros, los camotes y los frijoles.

Leer muy atentamente la información nutricional de las etiquetas y elegir carbohidratos que también tengan un alto contenido de fibra y bajo contenido calórico.

Consumir semillas de linaza en vez de aceite de linaza. Las semillas de linaza constituyen una fuente excelente de omega 3, fibra y proteínas.

En cambio, el aceite de linaza carece de fibra y es muy inestable. Las semillas de linaza también incluyen una cantidad importante de ácidos grasos omega 3, lo que ayuda a bajar la inflamación.

Bajar la inflamación del cuerpo implica que los músculos no van a resultar tan adoloridos después de realizar ejercicios intensos y que van a recuperarse más rápido.

Comer muchas verduras de hoja. Las verduras de hoja verde como la col rizada y las espinacas son ricas en nutrientes, bajas en grasa y ricas en fibra soluble, lo que las hace esenciales para acelerar el crecimiento de los músculos.

Otro beneficio adicional de las verduras de hoja es proteger al cuerpo del cáncer y las enfermedades cardiovasculares.

Sustituir el arroz con la quinoa. Esta última es un grano con mayor contenido de proteínas y fibra que el arroz y la avena. Asimismo, tiene un alto contenido de manganeso, magnesio y fósforo. Se puede optar por la quinoa roja, negra o blanca.

Mantener una buena hidratación. Tomar agua tal vez sea lo más importante que se puede hacer para que los músculos crezcan más rápido. Tomar agua a sorbos mientras se ejercita y 500 ml (1 pinta) de agua por cada 500 ml (1 pinta) de peso perdido mediante el sudor.

Tomar al menos entre 8 y 10 vasos de agua al día para asegurarse de hidratar el cuerpo de forma adecuada antes de ejercitarse.

Con una hidratación adecuada también se asegura que el cuerpo pueda transportar con eficacia los nutrientes que se consumen.

Ingerir alimentos saludables no será de mucha ayuda en cuanto al desarrollo de músculo si dichos nutrientes nunca llegan a los músculos.

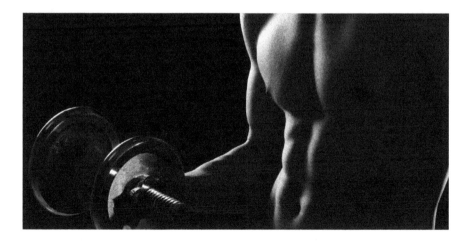

Método 3
La toma de suplementos

Evitar los suplementos peligrosos o ilegales. No existen rutas cortas legítimas para ganar músculo. Si bien hay muchos suplementos que aseguran hacer desarrollar músculos con rapidez, a la larga pueden acarrear terribles consecuencias para la salud.

Consultar con un nutricionista. Cuando se busca acelerar el crecimiento de los músculos, el mejor medio de lograrlo de forma segura es consultar con una persona experimentada en nutrición deportiva o de fisicoculturismo, ya que pueden recomendar los suplementos más beneficiosos.

Si se pertenece a un gimnasio, por lo general se podrá consultar con un nutricionista que forma parte del personal. De no ser así, pueden recomendarte un nutricionista para ayudarte.

Una vez que se cuente con las recomendaciones de un profesional de la nutrición, discutir al respecto con tu doctor antes de probar cualquier suplemento, sobre todo si se está en riesgo o se tiene un antecedente de afecciones relacionadas con la nutrición, etc., etc.

Evaluar cuidadosamente las etiquetas de los envases. Las etiquetas de los suplementos nutricionales muestran información importante respecto a las dosis recomendadas según la edad y sexo. Tener cuidado de no superar dichas dosis o podrías exponerte a problemas de salud como la pérdida del apetito o la osteoporosis.

También es recomendable revisar el envase y verificar que todos los sellos estén intactos y que no hayan sido alterados.

Consumir suficientes aminoácidos. Estos compuestos forman proteínas y por ende, resultan vitales para ganar fuerza y desarrollar músculos grandes. También contribuyen a la pérdida de grasa y a la recuperación de los músculos tras hacer ejercicios.

Los aminoácidos se encuentran en la carne, los productos lácteos y los mariscos, pero es posible que las fuentes alimenticias no te proporcionen todos los aminoácidos necesarios. Por eso, es beneficioso consumir un suplemento de aminoácidos si se desea que los músculos crezcan más rápido.

Estos suplementos son importantes sobre todo si se es vegano o vegetariano y se quieren aumentos significativos de masa muscular.

Tener presente que el cuerpo humano no almacena el exceso de aminoácidos, lo que significa que su consumo suficiente es un requerimiento diario.

Elegir suplementos vitamínicos que promuevan el crecimiento de los músculos. Existen diversas vitaminas (entre ellas la C, D, E, y las del complejo B) que son esenciales para el crecimiento saludable de los músculos.

Los minerales como el calcio y el magnesio también son fundamentales para acelerar el crecimiento de los músculos.

Un buen suplemento multivitamínico debe proporcionar todas las vitaminas y minerales necesarios para el desarrollo de músculo. Pedir recomendaciones a un nutricionista.

Tomar un suplemento de aceite de pescado. Los suplementos de aceite de pescado de 1000 a 3000 mg aumentan la circulación sanguínea hacia los músculos. Esto baja la inflamación y contribuye a acelerar la recuperación de los músculos tras ejercitarse, lo que mejora su crecimiento.

Buscar un suplemento que brinde los ácidos grasos omega 3 DHA y EPA.

Si se es vegetariano o vegano, se pueden obtener los mismos ácidos grasos omega 3 del aceite de pescado a través de las semillas de linaza, las semillas de chía o un suplemento a base de algas.

Dejar actuar los suplementos al menos por un mes. Cuando se toman suplementos, al principio los resultados no son notorios. En muchos casos, se debe esperar al menos 4 semanas antes de empezar a notar algún resultado significativo.

Medir los músculos una vez por semana durante cierto tiempo antes de empezar a tomar suplementos. Una vez cumplidas las 4 semanas, se vuelve a medir y comparar los aumentos posteriores con los aumentos anteriores a dicha toma.

Ajustar los suplementos proteicos a la dieta. Si se toman, recuerda que su objetivo es complementar las proteínas obtenidas mediante las fuentes alimenticias. En tal sentido, calcular la cantidad de proteínas que debes obtener al día y asegurarse de no estar consumiendo un exceso.

El exceso de proteínas no aumenta los beneficios ni acelera el crecimiento de los músculos. Por el contrario, esto puede afectar de forma negativa la salud a largo plazo.

OTROS METODOS DE ENTRENAMIENTO PARA GANAR VOLUMEN MUSCULAR

Si el objetivo es ganar masa muscular a la hora de entrenar hay muchas variables a tener en cuenta antes de planificar un entrenamiento.

Dependiendo de estas variables se conseguirán o no resultados.

Los ejercicios aislados son aquellos en los que se trabajan músculos pequeños o grupos musculares por separado como por ejemplo un curl de bíceps en el que únicamente se trabaja este músculo.

Normalmente este tipo de ejercicios es empleado por culturistas y, por eso mismo, muchos usuarios de gimnasio también los añaden a sus rutinas, pero según la ciencia no son necesarios. Y hay más de un estudio al respecto que apunta en este mismo sentido. Con ejercicios muliarticulares o compuestos se logrará ganar la misma masa muscular y además son más eficientes ya que requieren de menos tiempo para trabar la misma cantidad de músculos.

El único caso en el que se recomendaría este tipo de ejercicios es para corregir pequeñas desproporciones musculares, para recuperarse de ciertas lesiones o para pequeños grupos musculares como los gemelos, pero por lo general se deben elegir siempre ejercicios compuestos.

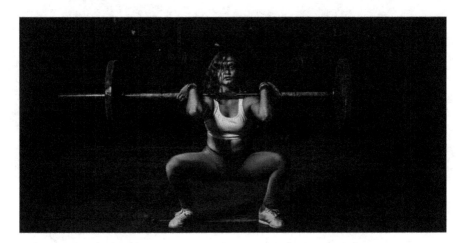

Ganar-volumen-ciencia:
Entrenar al fallo

Cuando se habla de entrenar al fallo se dice poner pesos altos y tratar de hacer con ellos un número de repeticiones que no se es capaz de completar. Se Acaba fallando el movimiento y aunque parezca contraproducente hay personas que lo defienden, pero según la ciencia no es del todo así.

En este estudio se puede ver como el hecho de llegar al fallo puede resultar positivo en personas avanzadas, en cambio los novatos obtienen grandes resultados sin necesidad de llegar al fallo como se podrá ver en este otro estudio.

El problema de llegar al fallo es básicamente que se aumenta el riesgo de lesión y además se dificulta la recuperación lo cual podría acabar tirando por la borda todos los resultados. Por otro lado, trabajar al fallo también hará que disminuya el volumen de entrenamiento debido al cansancio ocasionado lo cual puede ser negativo en cuanto a hipertrofia.

De acuerdo a las evidencias solamente las personas más experimentadas podrían beneficiarse de llegar al fallo, haciéndolo de forma ocasional y siempre al final del entrenamiento. Considerando el riesgo de lesión, hay quienes no lo harían nunca.

Frecuencia de entrenamiento

Cuando se habla de frecuencia de entrenamiento básicamente se trata de cuantas veces por semana entrena cada grupo muscular y en este aspecto la ciencia lo deja claro. Es mejor, para hipertrofia, entrenar cada grupo dos o tres veces por semana que una sola.

Además, estos resultados se pueden ver tanto en estudios con el mismo volumen como con distinto volumen; por tanto, no queda ninguna duda. Para maximizar los resultados y ganar más volumen muscular es importante trabajar cada grupo muscular como poco dos veces por semana.

Otros factores importantes:

Rango de movimiento: siempre, para hipertrofia, lo mejor es realizar el rango de movimiento completo de principio a fin. En este estudio por ejemplo se comparó un rango parcial y completo al hacer curl de bíceps y el resultado fue superior en el rango completo.

Orden de ejercicios: en este caso es una simple cuestión de prioridades. Según los estudios somos capaces de hacer más fuerza y repeticiones en los primeros ejercicios por tanto debemos de colocar primero esos ejercicios más prioritarios, los multiarticulares o compuestos.

Descanso entre series: el descanso entre series debe de ser el justo para dar el máximo esfuerzo en la serie sin alargar en exceso el entrenamiento. Según varios estudios este tiempo ronda los 2 minutos y por tanto ese debe ser el descanso entre series.

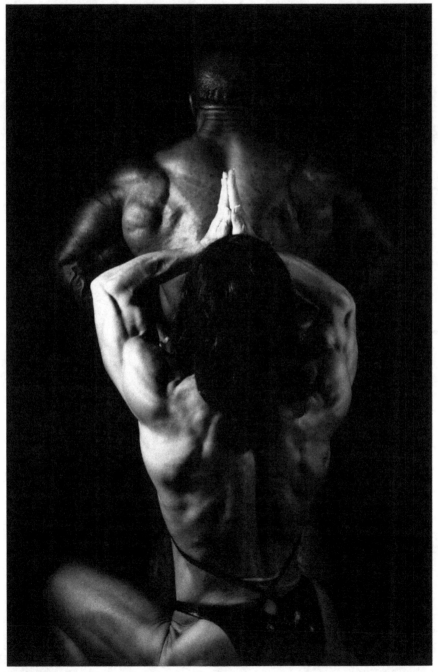

EL SEXO FEMENINO EN EL MUNDO DEL FISIOCULTURISMO

Desde ya hace ya varios años, es un hecho en especial en la actualidad que el género femenino se ha integrado al mundo de los fierros, ya sea por objetivos estéticos, salud o calidad de vida.

Existen también categorías en las competencias de mujeres, las cuales resultan muy llamativas e interesantes, y las más conocidas son tres.

Bikini fitness: Se caracteriza por un cuerpo fino, como si estuvieras viendo una Barbie: cinturita afinada, vientre plano, brazos finos, piernas largas y afinadas (sin muchas marcas musculares).

Wellness: Aquí no se requiere mucho marcaje en la parte superior del cuerpo. Tiene que haber hombros afinados y brazos marcados, pero no extremos, buena cintura y abdomen marcado. La parte inferior sí tiene que tener mucha densidad: pierna ancha, glúteo protuberante, caderas anchas, pantorrillas bien simétricas y saltadas.

Figura: Aquí es una musculación total: espalda bien ejercitada, brazos, pecho y abdomen súper marcados.

Ve esta interesante entrevista a una Fisicoc021turista:

¿Cómo cambia tu dieta para una competencia?

¨Para empezar, necesitas tiempo. Yo me preparo con seis meses de antelación. La mitad de ese tiempo es una fase de volumen, esto incluye consumir más carbohidratos, proteínas, frutas, verduras, alimentarse sanamente, pero donde reinan más los carbohidratos. El beneficio de este tipo de dieta es que da volumen muscular, más densidad, para que al cuerpo se le vean cambios en las protuberancias. Por ejemplo, en el caso de las mujeres, es más pierna, más pompa. Y a la parte superior solo se le da más matiz.

Es una dieta rigurosa en la que se come cada tres o cuatro horas. En total son como seis comidas diarias.

Los otros tres meses ya se recorta la cantidad de carbohidratos y se aumentan las proteínas y vegetales. El último mes, solo proteínas y verduras. Claro, todo depende de la <u>complexión</u> que se tenga. Si veo que tengo una complexión robusta, pues antes de esos últimos tres meses ya debo de ir quitando carbohidratos. Esto se mide al final de cada semana frente al espejo, es un examen muy estricto donde hay que ver qué partes del cuerpo ya están como quiero y a cuáles les falta moldear, trabajarlas. Enfocarse más a la cintura, al abdomen, a las pantorrillas. Tres semanas antes de la competencia ya todo debe estar en su lugar. ¨

¿Cómo es la preparación en ejercicios para una competencia?

¨Yo hago 50 minutos de cardio diario en ayunas. Posteriormente desayuno y 20 minutos después practico mi rutina de pesas. Y así casi toda la semana (de lunes a sábados), el domingo descanso las pesas, pero sí hago ejercicio cardiovascular. ¨

¿Qué secretos hay para mejorar el cuerpo a días de la competencia?

¨Hay una fase que se le llama **Depletación**. Coloquialmente le llamamos "secado" y es una deshidratación. En mi caso, un mes antes, le quito sales a mis comidas y prácticamente las carnes o cereales (arroz) ya no las condimento, todo va al vapor. Yo tiendo a la retención de líquidos, es algo genético, así que debo cuidar mucho eso.

Al no comer sal, en una semana se ven los resultados. Como ya no tienes ese porcentaje de grasa y solo retención de líquidos, secarse hace que la piel se pegue al músculo que ya se ganó en esos seis meses. El cuerpo se ve más chupado.

Este proceso se hace más o menos extremo de acuerdo a la categoría en la que se vaya a participar.

Otra cosa que tal vez no sepan es que ensayamos mucho las poses. Pues es algo importante de cada categoría. ¨

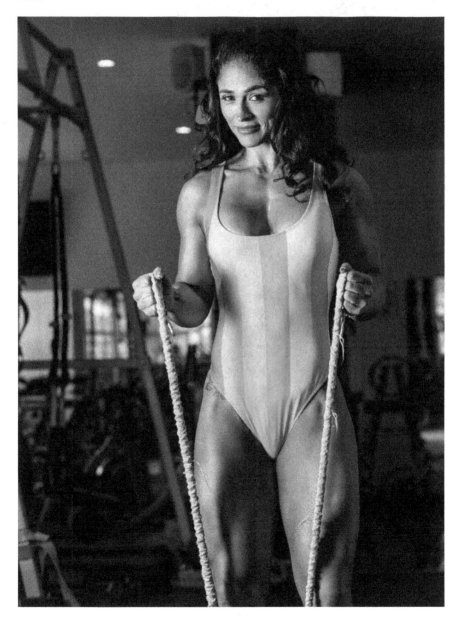

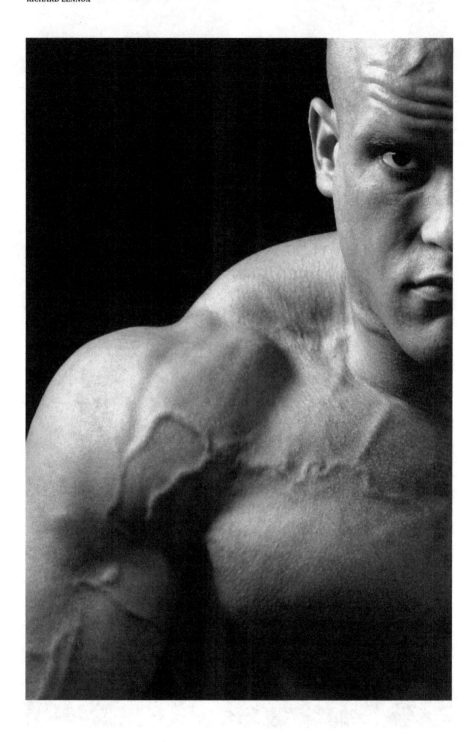

RESEÑAS DE 10 FISICOCULTURISTAS QUE LLEVARON SU CUERPO AL EXTREMO

En la fase experimental de los esteroides, muchos fisiculturistas famosos admitieron haber consumido estas hormonas para ayudar al crecimiento de sus músculos, y uno de ellos es el famoso Arnold Schwarzenegger que ganó numerosas competiciones de fisicoculturismo en Estados Unidos, y anteriormente en Europa.

Tambièn, otros deportistas siguieron utilizando estas sustancias aún después de su prohibición y en las últimas décadas han pasado a engrosar la lista lamentable de fisiculturistas muertos por el abuso de esteroides. A continuación, una resumida reseña de los casos más conocidos:

Andreas Münzer. La muerte de este fisicoculturista austriaco quien soñaba con parecerse a Arnold Schwarzenegger fue una de las más impactantes en este deporte ocurrida en los años 90. Con una trayectoria corta pero prometedora, este culturista era conocido por sus bajísimos niveles de grasa corporal y murió a la edad de 37 años, después de sufrir una Distrófica falla multiorgánica el 14 de marzo de 1996.

Curtis Leffler. Participó en la Federación Internacional de Culturismo y Fitness entre los años 1992 y 1996, compitiendo en varios concursos StrongMan. Murió en el año 1998 de un ataque al corazón cuando apenas tenía 36 años de edad.

Mohammed Benaziza. En 1992, el conocido "Momo" Benaziza se encontraba en la cúspide de su carrera, ocupando el 5to lugar en el Mester Olympia cuando viajó hasta Holanda para participar en el Dutch Grand Prix. Pero, después de terminar ganador en el certamen se fue al hotel, donde fue encontrado muerto horas más tarde por sufrir un ataque cardíaco, asociado al uso de un fármaco no identificado para mejorar su desempeño.

Los hermanos Mike y Ray Mentzer. El mayor de los Mentzer, Mike, conocido como el culturista filósofo, se popularizó por la controversia del Mr. Olympia 1980 cuando participó con Arnold Schwarzenegger y este último ganó, después de 4 años ausente del certamen. Muchos culturistas creen que realmente el título le correspondía a Mentzer. Se mantuvo en el culturismo algunos años más, pero el 10 de junio de 2001 fue encontrado muerto en su apartamento y la causa de su muerte se asocia con complicaciones cardíacas.

El hermano de Mike, Ray, fue su compañero de culturismo y la persona que lo encontró muerto. Igualmente, Ray participó en varias competiciones hasta el año 1982, cuando se retiró de los concursos, pero continuó con entrenamientos de servicio pesado. Años más tarde fue diagnosticado con Nefropatía IgA, una enfermedad que puede ser causada por el abuso de esteroides en el organismo.

Dos días después de la muerte de Mike, el 12 de junio, sorpresiva y curiosamente Ray murió en el mismo apartamento por deficiencias renales.

Fannie Barrios. La fisicoculturista venezolana conquistó los títulos de su país en 1997 y 1998, en ese último año obtuvo la certificación de la IFBB. Al año siguiente, debutó en el circuito profesional y por casi 8 años se mantuvo entre los primeros lugares de las distintas competiciones en Estados Unidos. En el 2005, alcanzó el tercer puesto en el New York Pro Championship y murió 3 meses después a causa de un derrame cerebral.

Nasser El Sonbaty. Tuvo una larga trayectoria de 22 años, participó en más de 50 competiciones, quedando en los primeros tres lugares en 32 de ellas. El Sonbaty admitió en diversas entrevistas haber consumido esteroides anabólicos, diuréticos e insulina e igualmente afirmó que ¨el culturismo es un deporte donde se encuentran muchos adictos a las drogas". Pero aún, sabiendo las terribles consecuencias del abuso de estas sustancias, el culturista murió a los 47 años de edad, el 20 de marzo del 2013, por una deficiencia renal e insuficiencia cardíaca congestiva.

Art Artwood. Con tan solo 6 años de carrera como culturista, Artwood participó en 24 competiciones entre los años 2001-2006, además de aparecer en diferentes revistas fitness y de culturismo. Después de su participación en estos eventos, decidió dedicarse a promocionar suplementos deportivos y se hizo asesor de atletas. Pero en el año 2011 sufrió un ataque cardíaco cuando caminaba por el área de la piscina en el condominio donde vivía. Recibió los primeros auxilios de sus acompañantes y fue llevado a un hospital cercano donde murió por sufrir un infarto masivo. Según el informe forense, aproximadamente un mes antes Artwood había tenido un ataque cardíaco menor por las lesiones observadas en su corazón.

Rich Piana. El popular culturista de las redes sociales Rich Piana ganó el título de Mr. Teen California del National Physique Committee en 1989, también fue Mr. California años más tarde y participó en varias competiciones de la NPC. Comercializó su propia línea de suplementos y exhibió sus rutinas de entrenamiento en su cuenta de Instagram y Youtube. En 2016, el culturista admitió que tenía más de 20 años consumiendo esteroides anabólicos y hormonas de crecimiento humano sintéticas, considerándose adicto a ellos.

En agosto del 2017 se desplomó en la sala de su casa, fue llevado al hospital por un equipo de paramédicos e inducido al coma. La policía informó que había encontrado 20 envases de esteroides. Dos semanas después, Piana murió y aunque no se publicó el informe del forense se presume que fue por una sobredosis de anabólicos.

Mike Matarazzo. Este carismático culturista se mantuvo activo en las principales competiciones por 12 años, desde 1989, participando varias veces en el Mr. Olympia.

Fue uno de los pocos culturistas que admitió haber consumido esteroides durante los años 90, y también reconoció los terribles efectos que causaban estos a su organismo. En el año 2004 fue sometido a una cirugía a corazón abierto por graves deficiencias cardíacas, así que debió retirarse del culturismo. Al principio del mes de agosto del 2014 fue internado en terapia intensiva por sus complicaciones cardiacas y murió el 16 de agosto de ese año a la espera de un trasplante de corazón.

Conociendo todas estas historias que terminaron con la muerte trágica de estos fisioculturistas, solo queda reflexionar y preguntarse si vale la pena arriesgar la vida por lucir un cuerpo extraordinario. La respuesta no es tan simple para quienes se seguro desean ser figuras reconocidas en el mundo del Fisicoculturismo. Por lo que se trata de una decisión individual, pero sea cual sea dicha decisión; debe prevalecer el deseo de mantener una buena salud, una vida sana y la garantía de muchos años de vida, por encima de grandes músculos, super fuerza y fama.

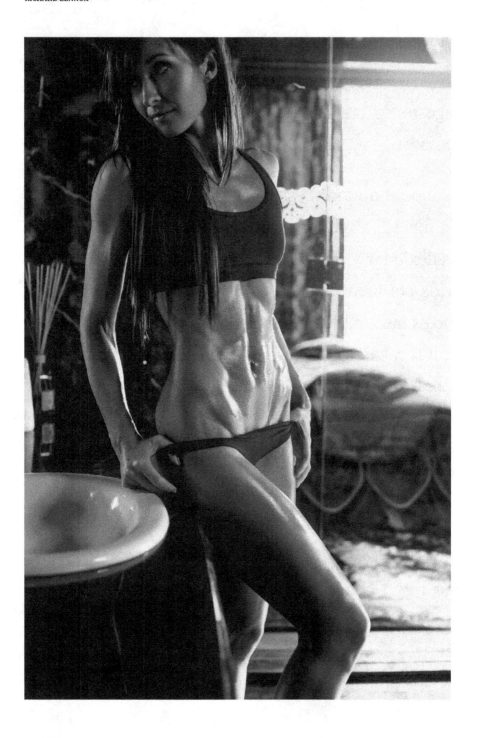

GLOSARIO EXPLICATIVO DE PALABRAS DESTACADAS EN EL CONTENIDO

A

Aminoácidos: Son moléculas que se combinan para formar proteínas. Se pueden considerar vitales para nuestro organismo, por lo que deberemos mantener unos niveles adecuados para llevar una vida sana.

Los Aminoácidos esenciales no los puede fabricar nuestro cuerpo, sino que provienen de fuentes externas, como la alimentación. El desgaste de nuestros músculos al hacer ejercicio físico debe ser recompensado con aporte adecuado de proteína y aminoácidos. Si no es así, la regeneración muscular post entrenamiento no se podría llegar a desarrollar, originando el tan temido **catabolismo**. Nuestro organismo al no recibir las proteínas necesarias, se alimentará de sus propios tejidos, reduciendo nuestra masa muscular.

Las Principales funciones de los aminoácidos

esenciales.

Aminoácidos ramificados: De entre los aminoácidos esenciales, 3 son denominados aminoácidos ramificados (BCAAs). Se trata de la L-Leucina, L-Isoleucina y L-Valina, que resultan muy importantes para el proceso de regeneración del músculo después de los entrenamientos de alta intensidad. También favorecen la síntesis de proteínas.

L-Lisina: Este aminoácido contribuye en la formación de **colágeno** en cartílagos y tejidos e interviene en la absorción de calcio.

L-Treonina: Esencial para un correcto **funcionamiento hepático** previniendo la acumulación de grasa en el hígado. También favorece la formación de colágeno, el esmalte dental y de la elastina.

L-Triptofano: Reduce el apetito e incrementa la **liberación de hormonas**. Relaja, reduce los estados de ansiedad y el insomnio.

<u>Suplementos con aminoácidos esenciales:</u> Los alimentos con aminoácidos esenciales son, básicamente, aquellos que presentan un alto contenido en proteínas, como huevos, leche, carne y pescado, legumbres, frutos secos...

Sin embargo, para aportar a nuestro cuerpo los aminoácidos esenciales necesarios cada día a veces es necesario recurrir también a los suplementos de venta en el mercado especialista en el tema.

Anabolizantes: Sirven para ganar masa muscular y facilitar el almacenamiento de energía. Los anaboli-zantes son, por tanto, fármacos derivados de la testos-terona que tienen efectos anabólicos (de reparación y construcción muscular) y androgénicos, de modo que "masculinizan" a quien los toma.

Anaeróbico: Es el ejercicio físico en el cual es ne-cesaria una respiración rápida. Los ejercicios aeróbi-cos incluyen cualquier tipo de ejercicio que se practique a niveles moderados de intensidad durante períodos de tiempo grandes, lo que hace mantener una frecuencia cardíaca más elevada.

Androgénicos: Los esteroides anabólicos, técnicamente conocidos como esteroides anabólicos androgénicos (EAA), son esteroides derivados de la testosterona en los que se trata de disminuir químicamente los efectos androgénicos y virilizantes e incrementar las acciones anabólicas. Aunque se han logrado algunos avances, estas dos acciones fundamentales no han sido separadas completamente, y por eso los andrógenos anabólicos conservan sus efectos virilizantes.

Son sustancias sintéticas relacionadas con las hormonas sexuales masculinas (andrógenos). Provocan el crecimiento del músculo esquelético (efectos anabólicos), el desarrollo de características sexuales masculinas (efectos androgénicos) y también tienen algunos otros efectos.

B

Betaína: Mejora el rendimiento deportivo, aumenta la fuerza, la potencia, la resistencia muscular y el volumen de trabajo que se puede realizar durante el entrenamiento. Estudios recientes muestran que la suplementación con Betaína mejora el clima hormonal favoreciendo la síntesis proteica y el desarrollo muscular.

Bombear: En términos simples es el resultado del exceso de sangre en el tejido muscular y que provoca su crecimiento.

Son los ejercicios que sirven para ejercitar todo el cuerpo con la finalidad de tonificarlo y aumentar el volumen del músculo. Al realizar estos ejercicios, se produce un bombeo de sangre, la cual se distribuye por todo el cuerpo.

C

Complexión: La complexión física se refiere al conjunto de características físicas de un individuo, lo que determina su aspecto, su estructura corporal, su fuerza y su vitalidad.

Corticales: Son una variedad de hormonas del grupo de los esteroides y sus derivados.

Algunos físicoculturistas y atletas los usan para desarrollar músculos y mejorar el rendimiento deportivo. Pueden tomar los esteroides por vía oral, inyectarlos en los músculos o aplicar un gel o crema en la piel.

D

Depletación: Consiste en la eliminación de todo residuo de grasa primero y agua después, del cuerpo, para permitir que la piel se adhiera al músculo, buscando de esta manera, la mayor definición y apariencia sólida de la masa muscular obtenida con el entrenamiento.

Es de suma importancia hacer notar que este estado de máxima deshidratación es un estado ¨no natural¨ y que por lo tanto no debe mantenerse por períodos muy prolongados para evitar daños metabólicos a mediano y largo plazo, sólo se emplea para prepararse a una competencia o una sesión de fotografía.

En la fase de depletación, se busca disminuir de un 20 % de grasa a un 4 % al final del periodo. El final de esta etapa implica la deshidratación corporal, previo a una competencia, para presentar un cuerpo magro.

La alimentación original y en fase de volumen de un competidor, en general, incluye una proporción de 70 % de Carbohidratos, 20 % de Proteínas y 10 % de Grasas. Generalmente en los carbohidratos, consumirá un 60% de Carbohidratos Complejos (harinas o cereales), un 20 % de Carbohidratos Simples (frutas) y un 20 % de Carbohidratos Fibrosos (verduras). Tendrá también, una complementación abundante en Licuados de proteínas altos en carbohidratos, consumiendo 5-6 alimentos diarios.

La depletación se puede lograr de forma gradual, durante unas 16 semanas, o de manera rápida (más agresiva) en un lapso de 6 días.

E

Esteroideos: Promueven el crecimiento del músculo esquelético (efectos anabólicos) y el desarrollo de características sexuales masculinas (efectos androgénicos) tanto en hombres como en mujeres. Ver termino relacionado **Androgénicos.**

G

Glucólisis anaeróbica: El sistema del ácido láctico (o glucólisis anaeróbica), que usa glucosa en ausencia de oxígeno; pero también proporciona una cantidad significativa de energía en el ejercicio aeróbico, ya que los músculos tienen una determinada capacidad de deshacerse del ácido láctico.

H

Halterofilia: La halterofilia o levantamiento de pesas es un deporte que consiste en el levantamiento del máximo peso posible en una barra en cuyos extremos se fijan varios discos, que son los que determinan el peso final que se levanta. A dicho conjunto se denomina haltera.

Hipertrofia muscular: Es el nombre científico dado al fenómeno de crecimiento en el tamaño de las células musculares, lo cual supone un aumento de tamaño de las fibras musculares y por lo tanto del músculo. Este fenómeno se suele encontrar los músculos de aquellos atletas que practican deportes anaeróbicos en los que repiten sucesivamente un mismo ejercicio, como por ejemplo en: el culturismo, la halterofilia y el fitness.

K

KAATSU TRAINING: Es un método de ejercicio patentado desarrollado por el Dr. Yoshiaki Sato que se basa en un ejercicio de moderación del flujo sanguíneo que implica la compresión de la vasculatura proximal a los músculos en ejercicio.

El entrenamiento oclusivo o Kaatsu es una técnica de entrenamiento popularizada en Japón y creada hace aproximadamente 12 años, la cual se basa en la restricción u oclusión del flujo sanguíneo; tanto *aferente como *eferente durante un ejercicio de baja intensidad. *(Las neuronas aferentes, en este marco, se encargan del transporte de los impulsos nerviosos desde los órganos receptores hasta el sistema nervioso central (SNC); el proceso inverso es desarrollado por las neuronas eferentes, que llevan los impulsos nerviosos hacia fuera del SNC)

M

Macro nutrientes: Son aquellas sustancias que proporcionan energía al organismo para un buen funcionamiento, y otros elementos necesarios para reparar y construir estructuras orgánicas, para promover el crecimiento y para regular procesos metabólicos. Este grupo está constituido por: Proteínas-Grasas.

Magro: 1. Que no tiene grasa (carnes). 2. Que está delgado y no tiene grasa (cuerpo)

Micro cristalice (sobre el músculo)**:** Teoría que señala que el ácido láctico resultante de la actividad metabólica en las células musculares acaba «cristalizando», lo que provocaría el dolor muscular debido a la presencia de estos cristales intersticiales en el músculo.

Micro nutrientes: Son elementos esenciales que los seres vivos, incluido el ser humano, requieren en pequeñas cantidades a lo largo de la vida para realizar una serie de funciones metabólicas y fisiológicas para mantener la salud. El hierro y la vitamina A se encuentran naturalmente en los alimentos y el yodo debe ser adicionado a alimentos de consumo básico como la sal que en muchos países se fortifica con yodo. Existen otros micronutrientes como el zinc, el ácido fólico, el calcio y todas las vitaminas y minerales.

Musculodismorfia: Dismorfia muscular y/o también Vigorexia; es un trastorno mental en el que la persona se obsesiona por su estado físico hasta niveles patológicos. Estas personas tienen una visión distorsionada de ellos mismos, se visualizan débiles y enclenques. Por tal motivo, el trastorno incide directamente sobre su conducta alimentaria, sus hábitos de vida y se caracteriza por realizar una actividad física extrema, abandonando incluso las relaciones sociales y descuidando otros aspectos de su vida, para dedicar todo su tiempo al entrenamiento.

La adicción al ejercicio se acompaña de una ingesta exagerada de proteínas y el consumo abusivo de sustancias como esteroides anabolizantes, con el fin de aumentar la masa muscular y conseguir un cuerpo musculoso. Este trastorno también se conoce como complejo de Adonis o anorexia invertida.

O

Oclusión vascular: Método de entrenamiento en oclusión restringe el flujo de sangre de manera parcial para reducir principalmente el retorno venoso, es decir, la vuelta de la sangre desde los músculos en este caso hasta el ventrículo derecho del corazón.

Osmolitos: Son todas aquellas sustancias (muchas de ellas alimentarias) que yacen disueltas en los líquidos corporales y que, además de ser hidrosolubles, poseen la capacidad de atrapar y arrastrar agua consigo, allá donde vayan o estén. Dichos osmolitos pueden consistir en moléculas orgánicas, tales como proteínas (entre ellas la albúmina, antes citada), glucosa, creatina, taurina, sorbitol; o inorgánicas, como pueden ser los minerales cargados eléctricamente, llamados iones, que a su vez pueden ser de sodio, potasio, cloruro, magnesio, etc.

Tienen un papel en el mantenimiento del volumen celular y el equilibrio de fluidos. Por ejemplo, cuando una célula se hincha debido a la presión osmótica, los canales de membrana se abren y permiten el flujo de los osmolitos que llevan el agua con ellos, restaurando el volumen normal de la célula.

P

Paradigmáticas: Que sirve de ejemplo y puede presentarse como modelo.

Proteína: o prótidos son macromoléculas formadas por cadenas lineales de aminoácidos. Las proteínas están formadas por aminoácidos y esta secuencia está determinada por la secuencia de nucleótidos de su gen correspondiente.

Las proteínas determinan la forma y la estructura de las células y dirigen casi todos los procesos vitales. Las funciones de las proteínas son específicas de cada una de ellas y permiten a las células mantener su integridad, defenderse de agentes externos, reparar daños, controlar y regular funciones, etc.

Psicopatológicos: la psicopatología en la medicina considera a los trastornos psicológicos o mentales como otro tipo de enfermedad, aunque estén vinculadas a una alteración mayor, como los cambios de ánimo que pueden ser experimentados como por ejemplo en el hipo e hipertiroidismo.

V

Vascularidad. Se refiere a la presencia de los vasos sanguíneos o linfáticos de mayor y cantidad aplicada especialmente en los humanos, animales o plantas.

Vigorexia: La vigorexia es un trastorno mental en el que la persona afectada se obsesiona por su estado físico, afectando a su conducta alimentaria (ingesta exagerada de proteínas y carbohidratos, acompañada del consumo de otras sustancias, como los esteroides anabolizantes) y a sus hábitos de vida.

La vigorexia, no está reconocida como enfermedad por la comunidad médica internacional, pero afecta mayoritariamente a hombres jóvenes, con edades comprendidas entre los 18 y los 35 años.

La vigorexia puede estar ocasionada por problemas fisiológicos o emocionales, casi siempre relacionados con el entorno del enfermo. Los factores más relacionados con este problema son las obsesiones y la insatisfacción con la imagen corporal y parece que tienen mayor influencia en función del género, siendo más frecuente la obsesión en hombres y la insatisfacción con la imagen corporal en mujeres. Ver tèrmino relacionado **Musculodismorfia.**

CPSIA information can be obtained
at www.ICGtesting.com
Printed in the USA
BVHW092218040521
606416BV00009B/1343